# DU TRAITEMENT

DE LA

# PUSTULE MALIGNE

PAR

**Louis MESNARD**

DOCTEUR EN MÉDECINE DE LA FACULTÉ DE PARIS

Ancien externe des hôpitaux de Paris.

PARIS

ALPHONSE DERENNE

52, boulevard Saint-Michel, 52.

1881

DU TRAITEMENT

DE LA

# PUSTULE MALIGNE

# DU TRAITEMENT

DE LA

# PUSTULE MALIGNE

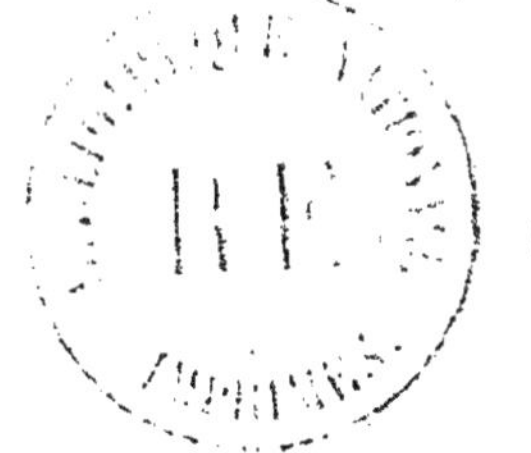

PAR

Louis MESNARD

DOCTEUR EN MÉDECINE DE LA FACULTÉ DE PARIS

Ancien externe des hôpitaux de Paris.

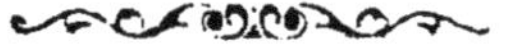

PARIS

ALPHONSE DERENNE

52, boulevard Saint-Michel, 52.

1881

# DU TRAITEMENT

# DE

# LA PUSTULE MALIGNE

## INTRODUCTION

J'ai pour but, dans ce modeste travail, d'exposer les progrès du traitement de la pustule maligne, et de montrer comment, peu à peu, l'art est arrivé à se rendre maître de cette redoutable maladie. J'insisterai surtout sur le traitement nouveau, injections sous-cutanées d'iode et procédé mixte de M. le professeur Verneuil, en m'efforçant de montrer la supériorité de ce dernier. Il atteint la virulence et la détruit, il produit une énergique révulsion sur les parties compromises par le mal, et les deux actions se combinent pour amener une guérison plus prompte. Enfin, il n'offre pas le moindre danger et est facilement applicable par tous les praticiens dans toutes les conditions.

# PUSTULE MALIGNE

La pustule maligne est une tumeur inflammatoire et gangréneuse, produite par l'inoculation à l'homme d'un virus provenant d'animaux atteints du charbon. L'élément vraiment actif de ce virus est la *bactéridie* découverte par Davaine en 1850 (V. art. de Davaine, *in Dict.* de Dechambre et la thèse de René Raimbert, n° 171, 1880).

Cette affection est caractérisée par une eschare d'un demi centimètre à un centimètre au plus, entourée d'une aréole de vésicules à sérosité limpide, par une base indurée de couleur livide la débordant d'un à deux centimètres et par un œdème périphérique d'étendue indéterminée. L'eschare est généralement précédée d'une papule surmontée d'une vésicule ombiliquée à sérosité limpide.

La bactéridie se développe d'abord, et c'est là surtout qu'on doit la chercher, dans la sérosité des vésicules ; plus tard, enfin dans le liquide de l'œdème. Jusque-là, il suffit de la détruire sur place pour préserver l'organisme.

Dans sa seconde étape, elle pénètre dans les vaisseaux lymphatiques et arrive jusque dans les ganglions lymphatiques qui desservent la région affectée (Toussaint). Là enfin, dit ce savant, la bactéridie s'arrête et s'accumule comme les poudres du tatouage ; mais elle s'y développe très difficilement, parce qu'elle s'y trouve, par le manque d'oxygène, dans des conditions peu favorables à son évolution. Dans ce cas encore, si on la détruit sur place, les lymphatiques cessant de la charrier et de l'accumuler dans les ganglions, la virulence sera éteinte avant qu'elle ait envahi le sang.

M. Toussaint croit qu'elle doit suivre toujours cet itinéraire, et qu'elle ne peut pas être introduite directement dans la circulation sanguine, dans une veine par exemple, comme le croient beaucoup d'auteurs.

Quand une fois elle a envahi le sang, le praticien ne doit pas agir seulement sur la pustule maligne, où s'élabore la virulence, il doit surtout tâcher d'imprégner l'organisme d'un agent capable détruire de le microbe.

Quand la lésion locale guérit, il se produit une réaction inflammatoire, la région devient rouge, douloureuse, manifestement enflammée, un liseré jaunâtre se dessine autour de l'eschare qui plus tard sera éliminée spontanément. Mais il n'en est pas toujours ainsi ; quelquefois, bien que la virulence soit éteinte, la réaction inflammatoire ne se fait pas, et il survient une gangrène disséminée consécutive, contestée, mais à tort, par Bourgeois, Maunoury et Salmon. Thomassin avait démontré que ce sphacèle envahit d'abord le tissu cellulaire avant de se montrer à la surface tégumentaire ; Follin, Raimbert, tous les classiques, reconnaissent la possibilité de cette complication. Retenons en passant ce fait qui met en lumière un des avantages du procédé de M. Verneuil sur le traitement iodé pur et simple. La bactéridie en effet dût-elle être sûrement détruite par ce dernier traitement seul, il faudrait encore y joindre le thermo-cautère pour réveiller autant que possible la vitalité dans des tissus si profondément atteints. Cette action escharifiante de la bactéridie n'est pas difficile à comprendre. La bactéridie, en sa qualité d'être aérobie

(Pasteur), étant très avide d'oxygène libre, absorbe celui-ci au détriment des tissus qu'elle infiltre, d'où leur indolence relative et l'imminence de leur sphacèle.

Quelquefois dit Raimbert la mort résulte de la gravité de l'état local.

Plus récemment on a attribué la mort, quand l'intoxication est réalisée, à une sorte d'asphyxie mécanique résultant de ce que les capillaires du poumon sont obstrués par le microbe. L'examen microscopique a démontré qu'il en est souvent ainsi.

Mais dans d'autres cas on n'a trouvé que de rares bactéridies disséminées dans la masse du sang ; tout porte à croire alors que la mort est produite par un poison, résultat de la vie bactéridienne dans l'organisme.

Raimbert et les autres classiques croient que l'envahissement du sang est annoncé par les symptômes généraux (fièvre, nausées, céphalalgie, etc.) ; M. Toussaint pense que ces symptômes n'indiquent pas nécessairement que le microbe a déjà franchi les ganglions lymphatiques où il s'emmagasine momentanément. D'un autre côté il croit que, quand la bactéridie a pénétré dans le sang, aucun agent ne peut désormais en arrêter l'évolution.

Dans quelques cas, les paupières sont le siège d'un œdème produit par l'inoculation du virus charbonneux. Bourgeois, qui a décrit cette affection le premier, l'a nommée *œdème malin ;* il peut encore s'observer aux lèvres, à la région sous-maxillaire, à l'aisselle, etc. L'envahissement du sang par le microbe est dans ce cas plus prompt que dans la pustule maligne ; mais avant cette époque la virulence peut être attaquée par les moyens locaux.

Quant au charbon symptomatique, MM. Arloing, Cornevin et Thomas (*Jour. de méd. vétér. et de zootechnie*, Lyon, janvier 1880) ont prouvé que cette affection doit être séparée des maladies charbonneuses, au moins chez les animaux.

Les travaux de Toussaint (3 juin 1878) nous ont appris que la *fièvre charbonneuse* n'est le plus souvent qu'une inoculation dissimulée sans symptômes locaux. On doit rapprocher de cette dernière affection *le vrai charbon malin* de Mauvezin, dans lequel les symptômes généraux sont primitifs, mais où toutefois il survient des symptômes locaux (œdème ou pustule).

## PROPHYLAXIE

Puisque les maladies charbonneuses nous sont très probablement toujours communiquées par nos animaux domestiques, c'est en prévenant leur développement chez ces derniers ou du moins en nous mettant à l'abri de la contagion venant de leur fait, que nous pourrons nous préserver. Malheureusement nous pouvons bien difficilement mettre nos bestiaux en dehors de certaines conditions reconnues pour favoriser l'éclosion du charbon, telles que influences atmosphériques, constitution géologique du sol.

On a essayé d'y remédier par des lois et ordonnances ayant pour but d'empêcher la propagation de ces maladies aux animaux sains et à l'homme ; mais cette législation avait de tels vices et de tels inconvénients qu'elle est tombée en désuétude, dit Raimbert. Voici toutefois les prescriptions que cet auteur croit utile de remettre en vigueur, savoir :

1° Isolement des animaux atteints : défense de les laisser communiquer avec d'autres.

2° Enlèvement des cadavres : leur livraison aux établissements d'équarrissage, ou leur enfouissement à trois mètres de profondeur et à deux cents mètres des habitations.

Il émet encore le vœu que les établissements d'équarrissage ne se bornent point à l'enlèvement du gros bétail, mais qu'ils l'étendent encore aux moutons qui sont la source où se puise le plus souvent le principe de la pustule maligne.

Mais est-il donc impossible de faire disparaître le charbon de nos étables ? Récemment on a prétendu préserver les animaux en joignant à leur nourriture du carbonate de chaux (thèse d'Haueur, 1875). On doit encore les envoyer pâturer sur les terrains où semble s'éteindre la maladie (1). Enfin il est prudent de rejeter de leur nourriture les aliments secs, les herbes piquantes ou coupantes s'ils n'ont préalablement été amolis par la fermentation ou autrement (Voir les expériences de MM. Pasteur, Chamberland et Vinsot, août et septembre 1878), les fourrages venus sur les prés argileux alternativement inondés en hiver et brûlés en été, ou sur des terrains infectés qu'ils le soient naturellement ou par des cadavres charbonneux (observation du baron de Seebach épidémie de Feigneux).

Mais, si la découverte récente de M. Toussaint est bien

1. (Immunité de terrain de M. Leblanc).

réelle et doit rester un fait acquis à la science, ce que je crois pour ma part (1), elle nous enseigne le moyen prophylactique de beaucoup le meilleur. Ce jeune savant croit être arrivé, comme il le dit lui-même, au moment où il pourra à coup sûr vacciner les moutons par troupeaux sans avoir à redouter aucun accident. Son procédé consiste à défibriner le sang charbonneux, à le chauffer à une température de 55° pour le priver de ses bactéridies et ensuite à l'injecter sous la peau de l'animal que l'on veut préserver. Plusieurs inoculations sont utiles, et l'immunité n'est absolue que douze ou quatorze jours après la vaccination, si bien qu'un animal inoculé pourrait contracter la maladie pendant cet intervalle. Que de conséquences peut avoir la découverte de ce vaccin !

Mais si malgré toutes ces précautions l'animal tombe atteint de charbon, il serait préférable de l'abattre, afin qu'il ne pût infecter les autres. L'animal mort, le mieux serait de le brûler ou au moins de le livrer à un établissement d'équarrissage. En effet, l'efficacité de l'enfouissement pur et simple d'un animal mort charbonneux pour préserver les autres est loin d'être démontrée ; je citerai comme exemples à l'appui de mon assertion l'épidémie de Feigneux (Robouan, lettre à M. Bouley, *Rec. de méd. vétérin.*, 15 juin 1868), le cas observé plus récemment par le baron de Seebach et cité par Pasteur, et enfin les expériences de ce dernier, à la ferme de Rozière. Il est vrai que dans ces cas rien ne dit que les conditions de profondeur

1. (Voyez le Bulletin de l'Académie de médecine des séances du 1er et du 8 mars 1881, où la découverte de M. Toussaint est contestée par M. Colin, et défendue par M. Bouley).

exigées par Raimbert aient été exactement observées (1). Je crois dans tous les cas qu'il vaudrait mieux y joindre, si l'on était obligé de recourir à l'enfouissement, les précautions suivantes, à savoir :

1° Désinfecter les lieux où est mort l'animal (lait de chaux sur les murailles, brûler le fumier, etc.).

2° Jeter dans la fosse la terre sur laquelle il a succombé, sur laquelle il a pu être dépouillé, y associer une substance active comme la chaux, capable d'opérer la destruction des matières organiques et des germes qu'elles renferment (voir les récentes découvertes de Pasteur sur le développement des spores dans la terre).

Enfin, dit Raimbert, de l'impossibilité de distinguer à des caractères certains les viandes charbonneuses, de celles provenant d'animaux sains, doit résulter la défense expresse de les livrer à la consommation, quelques rares qu'aient été les accidents provoqués par leur usage.

Les ouvriers, qui pour l'utilisation de leurs débris cadavériques travaillent les dépouilles de ces animaux, doivent avoir les plus grands soins de propreté (lavages à l'eau de savon, usage des désinfectants, tels que le chlorure de chaux, le chlorure de soude, etc.) (2). Les personnes qui

1. Dans l'observation du baron de Seebach en particulier, le cadavre était presque à fleur de terre.

2. Ducreux (*Thèse de Paris*, 1838, n° 128) a depuis longtemps reconnu les propriétés antivirulentes du chlorure de soude ; il dit qu'une portion de tumeur charbonneuse mise dans le tissu cellulaire d'un mouton a produit une tumeur semblable, mais qu'une autre portion de même poids laissée six minutes dans le chlorure de soude et placée de même sur un autre mouton, n'a plus causé qu'un phlegmon ordinaire.

soignent les animaux charbonneux doivent s'enduire les mains d'un corps gras ; il doivent, en outre, user des soins de propreté et des désinfectants dont je viens de parler.

Si nous réfléchissons que les moutons charbonneux rendent dans les derniers jours de la maladie une urine très facilement inoculable (Toussaint), nous aurons d'autant plus de raisons pour condamner avec Raimbert, l'habitude qu'ont certains fermiers à l'époque de la récolte, lorsque les moutons sont au parc, d'utiliser leurs bergeries vides en y faisant coucher leurs moissonneurs ; plusieurs faits, du reste, lui ont, dit-il, démontré les dangers de cet usage.

Il est inutile de dire que de grandes précautions doivent être prises quand on panse un malade atteint de pustule maligne, ou qu'on pratique son autopsie.

## TRAITEMENT DE LA PUSTULE MALIGNE

### ET DE L'ŒDÈME MALIN

Avant qu'on connût bien la nature de la pustule maligne, on se contentait de scarifier la partie malade ; dans la dernière moitié du siècle dernier on s'avisa de faire l'extirpation des parties atteintes par la pustule maligne, maladie alors reconnue virulente, pour empêcher que l'organisme encore indemne ne fût envahi par le virus. Plus tard enfin on reconnut la fréquente insuffisance de ce traitement barbare (voir le cas cité par Thomassin), on chercha à détruire les tissus malades par un procédé moins effrayant pour le malade, et on employa dans ce but la cautérisation sous toutes ses formes.

Enfin quelques praticiens, dans le but louable de conserver autant que possible les tissus malades, cherchèrent empiriquement des topiques capables d'annihiler le virus charbonneux en respectant ces tissus ; telle est l'origine du traitement par les topiques dits modificateurs, tels que encens, ail, oignon, feuilles de noyer fraiches, etc., etc.

Mais pendant toute cette période de l'histoire du traitement on ne chercha, ou du moins on ne trouva aucun moyen de poursuivre le virus dans l'organisme, dont l'envahissement se manifeste par des symptômes généraux graves ; tout au plus pouvait-on stimuler l'énergie vitale de celui-ci par une médication tonique capable de lui permettre de supporter l'assaut d'une façon moins défavorable. A Davaine était dû l'honneur de rechercher et de découvrir dans ses mémorables expériences les substances antivirulentes capables d'atteindre le germe pernicieux non-seulement sur place, mais encore jusque dans la profondeur de nos organes, jusque dans la dernière goutte de nos humeurs. Cependant M. le professeur Verneuil ayant remarqué que des praticiens très expérimentés avaient échoué quelquefois avec ce traitement, ayant remarqué en outre qu'il ne suffit pas de détruire la virulence, mais qu'en excitant par la cautérisation la vitalité des tissus envahis on a plus de chances de succès, proposa son procédé mixte, qui me semble le dernier mot de la thérapeutique dans l'affection qui nous occupe.

Nous allons passer en revue avec quelques détails les

différents procédés de la thérapeutique ancienne, avant de passer à l'étude des traitements récents.

*Des divers traitements anciens.* — On peut les diviser en deux catégories : 1° la médication locale ; 2° la médication générale.

La pustule maligne étant au début une affection locale, on peut alors en triompher par le traitement local ; voilà pourquoi celui-ci était le point essentiel dans l'ancienne thérapeutique. On peut le diviser par ordre de chronologie ou à peu près de la façon suivante : 1° les scarifications ; 2° l'extirpation ; 3° la cautérisation ; 4° la saignée locale ; 5° les topiques divers, prétendus modificateurs des tissus charbonneux. Je ne parlerai point de la ponction splénique, cette étrange pratique vantée en Allemagne.

1° *Scarifications.* — On faisait autrefois des scarifications sur la pustule maligne par lesquelles on faisait écouler la sérosité; on aidait à la sortie des principes septiques par des pressions. Cette opération ne donnant que de mauvais résultats d'autres médecins conseillaient d'y joindre quelques pansements avec des pommades excitantes et même caustiques. Ces moyens simples ont, dit-on, pu réussir dans quelques cas, ils sont complètement abandonnés aujourd'hui. Enfin on a fait des scarifications une opération préliminaire pour donner accès aux caustiques : on les faisait d'abord très petites portant seulement sur la base indurée, et très superficielles de façon à ne point produire d'effusion sanguine (Thomassin), puis on appliquait au-dessus les caustiques chimiques. Plus tard on a prolongé jusque dans l'œdème périphérique de vastes incisions où on éteignait plusieurs cautères actuels. Ce dernier procédé méritait toute la faveur dont il a joui ; j'y reviendrai en parlant de la cautérisation.

2° *Extirpation.* — L'extirpation de la pustule maligne a été en honneur à la fin du siècle dernier : on l'a justement abandonnée, car le plus souvent la plaie devenait charbonneuse et la maladie recommençait. Thomassin cite de ces récidives un exemple frappant, que Follin rappelle dans son *Traité de pathologie externe.*

3° *Cautérisation.* — Elle se fait avec le cautère actuel ou le cautère potentiel. Quel que soit celui des deux procédés qu'on adopte, dit Raimbert, il faut préalablement inciser l'eschare crucialement et profondément, puis en exciser les lambeaux. On absterge les liquides qui s'en exhalent. Dans certains cas, quand l'eschare est petite, quelques scarifications peuvent suffire. Il conseille de cautériser aussi la zône vésiculaire et la base indurée.

Quand on a pénétré par la cautérisation aussi profondément que possible dans le tissu cellulaire œdématié, on doit se demander si la cautérisation est suffisante et s'il est inutile d'y revenir. On verra plus loin quels sont les signes auxquels le praticien reconnaîtra une cautérisation suffisante.

*Cautère actuel.* — On se servait des cautères conique ou ovalaire coudé chauffés au rouge blanc ou au rouge vif. On en éteignait plusieurs dans la cavité produite par l'ablation de l'eschare ; on détruisait sur place autant que possible ce qui restait de la pustule maligne. On provoquait un écoulement abondant de la sérosité infiltrée dans le tissu cellulaire ; on dégorgeait donc les parties en même temps qu'on exaltait les propriétés vitales des tissus et qu'on tendait à amener une réaction inflammatoire qui s'opposait à la résorption du virus. Mais ces cautérisations un peu trop parcimonieusement ménagées, ne suffisant pas toujours, voici comment Raimbert y suppléait en se rapprochant ainsi du mode opératoire des trois chirurgiens dont je vais parler dans la suite de ce travail.

Après une première cautérisation avec le fer rouge ou même les caustiques, faite sur le siège du mal, s'il existe, dit-il, un moyen de quelque valeur pour arrêter le gonflement lorsqu'il continue de s'étendre, c'est d'appliquer une série de pointes de feu sur les limites de ce gonflement en laissant entre elles une distance de 1/2 centimètre à 1 centimètre, et en en disséminant un plus ou moins grand nombre sur toute sa surface.

Le fer rouge doit être préféré dans certaines régions vasculaires parce l'on peut suivre de l'œil les progrès de la cautérisation, laquelle étant moins profonde que par le cautère potentiel et à peu près instantanée peut être mieux limitée. Salmon dit en outre que les gros vaisseaux se crispant sous l'influence du feu semblent fuir d'eux-mêmes la cautérisation.

Denonvillers enfin reconnut le premier l'utilité des grandes cautérisations dans le traitement de la pustule maligne. On trouve reproduit tout au long dans le *Compendium de chirurgie* (tome I) le fait qui datait de son internat, et dans lequel une violente cautérisation avait sauvé *un moribond*. Le professeur Verneuil a obtenu un pareil résultat, à Nanteuil-le-Haudouin, en cautérisant à outrance un jeune cultivateur qui *allait mourir* d'un œdème charbonneux du cou (*Bulletin d'Acad. de médec.* Deuxième série, t. X, page 192).

M. Labbé, dans la même séance de l'Académie, rapporte le fait suivant : « En 1874, dit-il, on apporta dans mes « salles, à la Pitié, un homme atteint de pustule maligne « siégeant à la partie supérieure de la poitrine. L'état gé- « néral était tel que le malade paraissait *dans un état déses- « péré* ; quant à l'état local, toutes les régions voisines de « la pustule dans une étendue de au moins vingt centimètres « *étaient violacées* et profondément œdématiées. Je fis l'a- « blation au bistouri et cautérisai la surface de section au « fer rouge, puis à l'aide de cautères cutellaires chauffés « à blanc, je fis de longues et profondes incisions sous forme « de rayons, s'étendant chacune à douze ou vingt centi- « mètres dans l'œdème périphérique. J'ai toujours pensé « ajoute-t-il, ainsi que ceux qui ont assisté à cette opéra- « tion, que la guérison fut due dans ce cas à la modifica- « tion profonde apportée dans les tissus par la cautérisa- « tion. »

Je trouve également dans le *Bulletin de l'Académie de médecine* (2e série t. IX) page 78, une guérison de pustule maligne. Obtenue par M. Lancereaux grâce à une vigoureuse cautérisation *avec une tige de fer chauffée à blanc.*

La cautérisation ignée a donc de trop réels avantages pour être jamais proscrite absolument du traitement de la pustule maligne. — On lui a reproché de donner des eschares trop superficielles nécessitant des applications répétées très pénibles pour le malade : les anesthésiques feraient disparaître cet inconvénient. Le plus sérieux reproche que l'on puisse faire à la cautérisation ignée faite selon le procédé de Denonvillers, ce sont les vastes pertes de substance, et la grande suppuration qui retardent la guérison définitive. — Nous verrons plus loin que le procédé de M. Verneuil en a les avantages sans en avoir les inconvénients.

*Cautère potentiel.* — Je dirai tout d'abord que la potasse et ses dérivés, ainsi que les caustiques liquides (chlorure d'antimoine, acide azotique, acide sulfurique etc.) paraissent inférieurs non-seulement parce qu'ils fusent, mais parce qu'ils donnent une eschare molle, perméable au sang et que leur application est moins souvent suivie de la réaction inflammatoire. Cependant je dois dire que ces caustiques produisent des eschares plus épaisses que le fer rouge.

Voici comment Enaux et Chaussier employaient le chlorure d'antimoine liquide : ils imbibaient de ce caustique de petites boulettes de charpie qu'ils appliquaient dans la cavité résultant de l'excision de l'eschare et sur la zône vésiculaire qui l'entoure. Ils fixaient le tout à l'aide d'un pansement solide; au bout de cinq à six heures le caustique avait produit son effet.

Bourgeois (d'Etampes) employait la potasse caustique. Il râclait préalablement l'eschare avec un bistouri quand elle était trop sèche ou trop épaisse : puis il promenait un morceau de ce caustique circulairement sur l'eschare et la zône vésiculaire jusqu'à ce que le sang parût, c'est-à-dire pendant une ou deux minutes.

Il avait grand soin d'essuyer les fusées produites par la fonte de la potasse. Il terminait en touchant légèrement la surface cutanée sur laquelle reposent les vésicules éloignées du siége de la pustule. Il laissait un petit fragment de potasse à demeure, quand il ne craignait de léser aucun organe important du voisinage.

Dans quelques cas, on a employé la pâte de Vienne et le caustique Filhos : ils fusent moins que la potasse.

Les médecins de la Beauce, qui ont une grande expérience des affections charbonneuses, se servent surtout du *sublimé* ou *deuto-chlorure de mercure*. Ils excisent d'abord l'eschare, puis ils étanchent le sang, qui s'écoule toujours plus abondamment que quand on incise des tissus sains. Ils mettent ensuite dans la cavité qui en résulte du sublimé concassé, et sur l'aréole vésiculaire, de façon à la dépasser un peu, une couche de sublimé grossièrement pulvérisé. — D'autres l'incorporent à quelque onguent, de façon à constituer de véritables emplâtres. — On limite la cautérisation en appliquant préalablement sur la région un morceau de diachylon percé à son centre d'un trou ayant les dimensions qu'on veut donner à l'eschare. Une bonne précaution préliminaire consiste à ouvrir largement les vésicules, car sur le derme mis à nu, l'eschare atteint l'épaisseur d'un bon centimètre, tandis que sur la peau doublée de son épiderme, cette épaisseur n'est que de quelques millimètres. Au bout de vingt-quatre heures au plus la cautérisation est terminée, et on trouve intactes au-dessus de l'eschare les parcelles de deuto-chlorure qui n'ont pas servi à la cautérisation, cette substance n'ayant pas l'inconvénient de fuser.

Il réveille ou excite la vitalité des tissus et produit la réaction inflammatoire, comme le fer rouge ; il a sur ce dernier l'avantage de produire des eschares plus profondes. — Mais cet avantage est illusoire, car le résultat des cautérisations n'est pas tant la destruction des tissus infiltrés de bactéridies, si je puis parler ainsi, que la production de l'inflammation substitutive : d'un autre côté le cautère actuel, surtout le cautère Paquelin, est plus maniable et son action beaucoup plus prompte.

Outre son action caustique, les expériences de Davaine prouvent encore que le sublimé jouit de propriétés antivirulentes, sur lesquelles je reviendrai.

Pibrac, ainsi qu'Enaux et Chaussier, ont signalé des accidents toxiques produits par l'absorption de ce caustique : pour cette raison les auteurs du Compendium de chirurgie le rejettent absolument. L'usage très fréquent qu'on en a fait dans la Beauce a montré par l'expérience qu'on les avait beaucoup exagérés et comme fréquence et comme danger.

La cautérisation ne peut évidemment atteindre le virus, quand il a pénétré dans le torrent circulatoire ; je dois cependant dire que même après l'apparition des symptômes généraux la médication locale, et surtout le fer rouge, comptent de nombreux succès.

Y a-t-il un signe qui puisse donner au médecin la certitude qu'il a détruit le mal, qu'il est inutile de revenir sur le traitement, quand celui-ci consiste en des applications caustiques ? Harreaux (de Béville) a proposé de chercher à produire vingt-quatre heures après la cautérisation un *froncis* sur la peau de la région malade ; s'il se produit, disait-il, il y a commencement de résolution et la cautérisation est suffisante. Pour produire ce froncis il posait les deux mains à plat de chaque côté du mal, puis il les rapprochait en cherchant à rider la peau comprise entre elles. La douleur ressentie par le malade doit encore être considérée comme un fort bon signe, ainsi que l'éruption de vésicules à contenu séro-purulent. Ces renseignements sont, sans doute, d'une grande valeur, mais ils sont quelquefois infidèles et leur absence ne pourrait être un sûr garant que la cautérisation dût être recommencée.

M. Delon (th. 1876) cherche un renseignement plus sûr dans la température, et arrive aux conclusions suivantes :

« La température s'élève en même temps que les phé-
« nomènes locaux apparaissent ; elle monte de plus en plus
« à mesure que l'affection continue son cours. »

Quand la cautérisation est suffisante, il se produit toujours une chute du thermomètre dans les vingt-quatre heures qui la suivent ; quand elle n'est pas suffisante, la température continue son ascension ou reste stationnaire.

Le mal est arrêté, ajoute-t-il, quand la température a baissé de un degré le lendemain de la cautérisation, et si alors on fend l'eschare, on trouve toujours des traces de pus entre elle et les parties saines situées au-dessous. Ces deux signes sont en corrélation parfaite.

M. Buès (th. 1877) pose à ces conclusions les réserves suivantes :

1° La température ne commence à s'élever que quand apparaît l'eschare, et non dès le début des phénomènes locaux.

2° Après une cautérisation suffisante, la température peut rester élevée pendant quarante-huit heures, et ne baisser qu'après ce temps.

M. Buès donne une observation de M. Péan où ce dernier fait est bien évident. Cependant si les autres signes manquaient, froncis de Harreaux, vésicules sero-purulentes, indolence de la cautérisation, pus au-dessous de l'eschare, le praticien commettrait une grave imprudence de rester quarante-huit heures dans l'expectative.

Quand enfin la cautérisation est jugée suffisante, on peut panser avec la décoction de quinquina, avec l'alcool camphré, avec la solution phéniquée. Ces topiques ont une excellente action résolutive et antiseptique.

Si la réaction était trop intense on pourrait couvrir la région malade, de larges cataplasmes émollients.

Si au contraire elle était trop lente et trop faible, on pourrait panser avec les onguents, digestif, d.-animé, œgyptiac, ou styrax.

4° *Saignée locale.* — Il y a longtemps que ce traitement est abandonné de tous les praticiens; mais les émissions sanguines doivent être consignées dans l'histoire de l'art. Cette médication est indiquée dans le livre de Regnier, dans les *Archives de la médecine physiologique* de 1836, page 238, et enfin dans un article de Schaken (de Nancy) inséré dans le *Journal de médecine et de chirurgie pratique* de février 1835.

Au dire de ce dernier, les résultats obtenus par ce traitement seraient merveilleux. Cela nous paraît étrange aujourd'hui, mais en lisant les observations qui tendent à prouver la supériorité de ce traitement, on voit que dans beaucoup de cas le diagnostic est loin d'être incontestable.

5° *Topiques divers.* — Je ne ferai qu'énumérer les principaux ; ils sont fort nombreux. Ainsi on a préconisé contre la pustule maligne.

Le sel marin mêlé au jaune d'œuf.

Le fiel de bœuf desséché au four.

La petite consoude pilée entre deux pierres.

Le jaune d'œuf additionné de vitriol.

Le savon mêlé à la crême (Montfils de Vesoul), ce topique additionné de sel commun et de fiente de pigeon avait toute la confiance de Thomassin.

L'ail pilé, l'oignon, le poivre, la moutarde, le savon, seuls ou mélangés ensemble.

Le vinaigre dans lequel on a fait dissoudre du sel ammoniac.

L'écorce de chêne de Hanemann (Schwann).

Le chlorure de soude (Behan et Luton).

Le jus de citron, l'encens, le perchlorure de fer.

Pommayrol (de Perpignan) et Raphaël (de Provins) ont la plus absolue confiance dans les feuilles de noyer fraîches et broyées dans le mortier, appliquées directement sur le mal; ce dernier praticien se plaint même de la part de ses confrères d'un déni de justice à son égard (1).

Il serait intéressant de rechercher le pouvoir antivirulent possible de quelques-unes de ces substances par la méthode de Davaine, comme ce savant l'a déjà fait pour les feuilles de noyer. Les succès affirmés à plusieurs reprises pour quelques-unes doivent peut-être leur faire reconnaître une certaine efficacité. Cependant Raimbert dit positivement que les succès obtenus par ces différents topiques doivent s'expliquer par des erreurs de diagnostic, ou bien doivent être considérés comme des cas de guérison spontanée.

*Médication générale.* — On a reconnu de bonne heure

1. Nélaton n'a pas dédaigné d'entretenir l'Académie de médecine de cette médication.

que dans la période d'intoxication, il était utile de joindre au traitement local un traitement général. On a recommandé les toniques, les excitants ainsi que les diaphorétiques, par exemple : le vin, le bouillon, le quinquina, le thé, le café, l'infusion chaude de menthe, l'eau-de-vie, le rhum, l'acétate d'ammoniaque, la thériaque.

L'extrait de quinquina administré à hautes doses a, dit-on, produit de bons résultats.

Enfin on pourrait encore administrer au malade l'alcool à haute dose, sinon dans le but, comme les Belges, de saturer l'organisme d'un agent bactéridicide, du moins pour tâcher de le relever (Th. de Tardif, 1873).

Les *saignées générales* sont inutiles et peuvent être nuisibles en empêchant la réaction inflammatoire et en amenant plus promptement l'état syncopal et adynamique de la période ultime. Elles ont été abandonnées de bonne heure.

*Vomitifs et purgatifs.* — Les premiers peuvent être utiles, quand on constate un état saburral des premières voies digestives. Et enfin dans les cas rares où la maladie charbonneuse serait produite par l'ingestion de viandes charbonneuses, si toutefois l'on supposait que l'estomac en contînt encore. Cet état saburral, il faut le savoir, peut être dû, soit à la réaction inflammatoire salutaire, soit au contraire à un commencement d'intoxication générale.

Mais on recommandait les vomitifs, les purgatifs, les sialagogues et les diaphorétiques surtout dans le but de faire fonctionner les émonctoires de l'économie, parce qu'on supposait qu'on éliminait le virus par cette voie. Le résultat le plus évident de cette médication était de contribuer à l'affaiblissement du malade. Les purgatifs en outre devaient hâter le développement des lésions du tube digestif, signalées dans l'anatomie pathologique.

Si j'ai un peu longuement insisté sur les vieux traitements, c'est à dessein, c'est pour montrer ce qu'ils peuvent avoir de bon et ce que M. Verneuil a eu raison d'emprunter au vieil arsenal pour servir de complément aux injections sous-cutanées d'iode.

## DU TRAITEMENT PAR LES INJECTIONS HYPODERMIQUES ANTISEPTIQUES, ET DU TRAITEMENT MIXTE DU PROFESSEUR VERNEUIL.

Dés 1873, M. Davaine avait fait des expériences sur la valeur relative d'un certain nombre de substances antiseptiques pour neutraliser le virus charbonneux (comptes rendus de l'Académie des sciences, 1873) et même avant cette époque, parait-il, M. Declat avait fait ressortir l'importance de l'acide phénique comme moyen curatif de la pustule maligne et de l'œdème malin. Mais les travaux de Davaine furent interrompus par une circonstance fortuite, et c'est seulement dans la séance du 27 juillet 1880 de l'Académie de médecine que ce savant en a fait connaître le complément.

Comme introduction à sa communication, il commence par déclarer que si la découverte de la bactéridie n'a rien changé aux connaissances déjà anciennes sur la symptomatologie des affections charbonneuses chez l'homme, elle a du moins donné une certitude absolue au diagnostic quand on la constate à l'examen microscopique, malgré tout ce qu'a pu dire M. Colin.

M. Davaine distingue dans le cours de la pustule maligne trois périodes :

1° Dans la première la bactéridie est développée seulement dans le corps muqueux (c'est le début de la période d'éruption de Raimbert).

2° Dans la deuxième période, la bactéridie a pénétré jusque dans le tissu cellulaire où elle a produit la sécrétion d'une sérosité abondante.

3° Enfin dans la troisième la bactéridie a pénétré dans le sang, par l'intermédiaire des vaisseaux lymphatiques. On la trouve alors dans les organes internes ; la maladie est devenue générale.

Dans le premier cas il suffit de détruire le foyer de la maladie, qui du reste est alors très circonscrit.

Dans le second cas, les moyens qui agissent localement doivent non-seulement être destructeurs, mais surtout avoir un effet antiseptique ; car, dit-il, dans ce cas on ne saurait détruire tous les tissus atteints par la bactéridie. — Je dois cependant dire qu'il me semble absolument démontré que dans cette période les agents locaux peuvent être très efficaces non-seulement quand ils ont un effet antiseptique, mais encore en produisant, comme par exemple les grandes cautérisations au fer rouge, une réaction inflammatoire substitutive.

Dans le troisième cas, dit-il, le traitement local ne peut avoir aucun résultat utile. — Je crois cette proposition beaucoup trop absolue (voyez plus haut les faits cités par Denonvillers, Verneuil, Labbé, etc.), mais il est certain que l'intoxication doit surtout être attaquée par les agents antivirulents introduits dans l'organisme d'une façon quelconque.

C'est donc dans la deuxième et dans la troisième période de Davaine que les injections sous-cutanées et la médication interne iodée doivent être employées.

Voici maintenant la méthode que ce savant a suivie pour arriver à la connaissance de la puissance relative d'un certain nombre de substances antiseptiques. — Un cent millième ou même un millionnième de goutte de sang charbonneux frais, délayé dans une certaine quantité d'eau, et injecté avec la seringue de Pravaz sous la peau d'un cobaye, suffit pour communiquer la maladie à cet animal et le faire mourir. Il suffit même d'une goutte de ce liquide dilué au 10,000$^{e}$. Si le véhicule qui dilue le sang charbonneux est une solution antiseptique suffisamment forte, le charbon n'est pas communiqué au cobaye ; mais si l'on prend une solution de moins en moins forte, il arrive un moment où l'animal meurt charbonneux.

C'est par ce procédé qu'il constata, en 1873, que les solutions : de salicylate de soude au 50$^{e}$, d'ammoniaque, de vinaigre ordinaire, d'acide phénique au 200$^{e}$, de permanganate de potasse au 250$^{e}$, de potasse caustique au 275$^{e}$, de chlorure de soude au 600$^{e}$, d'acide sulfurique au 3000$^{e}$, suffisent pour détruire la virulence des matières charbonneuses. Mais il n'avait point déterminé les limites de l'action de l'iode et celles du sublimé corrosif. Enfin ses expériences complémentaires l'ont amené en 1880 à regarder comme la limite extrême de l'action antiseptique de l'iode la proportion de 1/170000$^{e}$ (ce qui représente la solution d'un centigramme d'iode dans 1700 grammes d'eau) : celle du sublimé corrosif est de 1/150000 à 1/160000 (ce qui représente au plus un centigramme de sublimé dans 1500 grammes d'eau). — La limite de l'action antivirulente de l'acide salicylique, le plus puissant de tous les autres antiseptiques, ne dépasse pas le 1/12000. Il a encore reconnu les propriétés antiseptiques du suc des feuilles de noyer.

Outre les procédés chimiques de destruction de la bactéridie, on a proposé des procédés physiques, et on a cherché à les utiliser dans le traitement de la pustule maligne. Davaine, par exemple, a proposé, en 1873, d'appliquer un marteau chauffé à 50°, prétendant, comme on le croyait alors qu'une chaleur de 48° suffisait pour détruire les bactéridies. Ce traitement n'a pas passé dans la pratique et des expériences de Colin ont montré que l'on n'élevait pas sensiblement par ce procédé les liquides sous-jacents (novembre et décembre 1879). Un autre procédé, celui auquel le docteur Zimberlin a eu recours, consiste à pulvériser de l'éther sur la région malade, dans le but d'abaisser la température à 0° ou au-dessous (voir *Gaz. hebdomadaire* du 16 juillet 1880). Je n'insisterai pas sur ces procédés tout à fait locaux, et qui ne valent pas les premiers procédés dont je vais parler plus au long.

Quand on connut les propriétés antivirulentes de certaines substances, on pensa naturellement à les appliquer au traitement de la pustule maligne ; bien que, je dois le dire, les expériences de Davaine ne prouvent pas absolument leur efficacité dans ce sens. Qu'est-ce qui nous dit en effet, que certaines substances antivirulentes, l'iode par exemple, ne sont pas chimiquement modifiées avant d'atteindre la bactéridie, soit dans le tissu cellulaire, soit surtout dans le torrent circulatoire ? Nous pensons que leur action serait bien mieux élucidée par les expériences réclamées par MM. Jules Guérin et Lancereaux (*Bullet. d'Acad. de médec.*, 2ᵉ série, t. IX. p. 777) qui consisteraient à observer simultanément des animaux inoculés, puis traités par les injections sous-cutanées, et d'autres animaux abandonnés à eux-mêmes après l'inoculation du virus charbonneux. M. Davaine a répondu qu'il les avait commencées et qu'il les communiquerait plus tard à l'Académie.

Stanis Cezard, et les docteurs Jaillot et Collot, aidés des conseils de Davaine, furent les premiers qui employèrent les injections sous-cutanées d'iode dans un cas d'œdème malin de la paupière. Ils obtinrent la guérison malgré la gravité de cette variété de l'affection charbonneuse. Les solutions qu'ils employèrent furent d'abord celle au 1/4000ᵉ, puis celle au 1/2000ᵉ, puis enfin celle au 1/500ᵉ. Ils firent prendre aussi ces solutions à l'intérieur. La gravité de la maladie persista durant cinq jours, puis s'éteignit (Stanis Cezard, *Rec. de méd. vétér.*, 1874, p. 384). M. Davaine cite encore un cas de M. Raimbert, un du docteur G. Baladoni (de San Léo, Italie), et enfin un autre observé dans le service de M. Labbé par M. Rémy, agrégé de la Faculté de médecine (*Acad. de méd.*, séance du 27 juillet 1880).

Depuis cette époque, M. le docteur Chipault, médecin de l'Hôtel-Dieu d'Orléans, a publié quatre observations, où les injections iodées et la médication iodée à l'intérieur furent employées exclusivement à toute autre pratique ; dans les quatre cas la guérison fut obtenue (*voir traitement des maladies charbonneuses de l'homme, par les injections sous-cutanées d'iode en solution*, par le docteur A. Chipault, chez G. Baillière). Il y a dans le nombre un cas d'œdème malin de la paupière, variété de l'affection charbonneuse qui est réputée à peu près toujours mortelle par les praticiens, et dont le résultat est d'autant plus satisfaisant que les paupières envahies par l'œdème ne se sont pas sphacélées (IVe observation), comme cela a lieu ordinairement. Il y a en outre un cas de pustule maligne chez une femme enceinte, qui guérit et accoucha heureusement dans la suite ; ce cas est donc encore très probant, puisqu'on sait que la pustule maligne traitée par les anciens procédés cause fréquemment l'avortement (observ. de Papillaud, etc., etc.). Cet éminent praticien a pratiqué sur des cobayes l'inoculation confirmative du diagnostic pendant le cours du traitement après avoir découvert la bactéridie à l'examen microscopique ; nous devons l'en remercier au nom de la science, car cette pratique ne permet pas le moindre doute, même à l'esprit le plus exigeant au point de vue du diagnostic.

Mais je dois mentionner les revers aussi bien que les succès, et je dois dire que M. René Raimbert a publié dans sa thèse des observations où ce traitement a échoué. Il est vrai que dans l'une, la quatrième, les injections hypodermiques au 1/500e n'ont été faites qu'un seul jour, le troisième après le début de la maladie ; le mal augmentant, le traitement a été cessé ; la solution antivirulente n'a point été prise à l'intérieur, ni appliquée extérieurement sur la région malade. Enfin dans la cinquième observation

M. Raimbert père ayant fait l'abrasion des vésicules appliqua simplement sur la surface dénudée de l'ouate imbibée de la solution d'iode au 500e ; l'augmentation du mal fit renoncer au traitement et recourir à la cautérisation au sublimé qui amena la guérison. Dans cette dernière observation, il est évident que l'application de la solution iodée à l'extérieur ne peut remplacer les injections. Il est à regretter que ce savant praticien n'ait pas eu plus de persévérance au moins dans le premier cas, car il ne faut pas désespérer trop vite du résultat dans le traitement de la pustule maligne soit par la méthode des cautérisations, soit par la méthode antivirulente. Je rappellerai comme exemple le fait observé par M. Lancereaux et cité par lui-même (*Bullet. de l'Acad. de méd.* 2eme série t. IX p. 780); je citerai en outre l'extrait suivant de l'observation II de Chipault : « le soir du premier jour du traitement par les injections iodées la température est à 38° et le pouls à 90, l'état nauséeux persiste, le malaise *a augmenté.* — La pustule est plus ombiliquée que tantôt. L'aréole vésiculaire a augmenté d'étendue. Les vésicules sont plus nettes encore. L'œdème est plus étendu et plus dur ; il y a une grande gêne dans les mouvements des doigts (pustule mal. de l'avant-bras) qui sont comme engourdis ». Le malade guérit cependant très bien grâce à la continuation du traitement. Je dois encore ajouter au bilan des injections antivirulentes la guérison obtenue par M. Trélat et citée par lui à la séance de l'Académie de médecine du 15 février 1881 : le traitement consista en injections hypodermiques de la solution phéniquée au 100e.

Dans son *Traité de l'iodothérapie*, édition de 1855, Boinet propose déjà les injections hypodermiques d'iode dans les affections morveuses et charbonneuses, mais il les propose seulement comme un moyen préservatif appliqué aux plaies virulentes, moyen applicable encore, dit-il, aux plaies envenimées. Voici comment il conseille de traiter la plaie virulente ou soupçonnée telle : 1° appliquer au-dessus le plus tôt possible une ventouse pour retarder l'absorption du virus ; 2° au moyen de la seringue de Pravaz, faire exactement au-dessous de la plaie dans le tissu cellulaire sous-cutané une injection iodée avec de la teinture d'iode pure dont l'effet, prétend-il, serait de s'opposer définitivement à l'absorption du virus en lui en coupant les voies par la cautérisation qu'elle produit. Mais, dit-il, du moment qu'il n'y a pas incubation du virus dans la partie lésée, ou que l'économie est déjà envahie, ce moyen, comme tous les autres, devient inutile. Nous voyons par là que cet auteur n'avait pas idée des propriétés antivirulentes de l'iode comme nous les entendons aujourd'hui, bien qu'il ait employé des expressions, comme celle-ci : « l'iode annihile les virus et les venins (page 609) » — qui pourraient le faire supposer. — S'il propose encore de toucher les plaies virulentes avec la teinture d'iode ce n'est pas tant pour détruire le virus que pour rendre celles-ci inabsorbantes, comme il le dit clairement. La découverte de ce traitement est donc due incontestablement et sans réserve aucune aux mémorables expériences de Davaine, dont j'ai parlé, malgré la récente protestation de M. Boinet à la Societé de chirurgie (séance du 2 mars 1881).

Le principe des injections antivirulentes admis, voici maintenant les règles de détail que je trouve dans les auteurs qui ont employé ce traitement.

Chipault recommande en boisson les solutions suivantes :

0,25 centigrammes d'iode.
0,50 centigrammes d'iodure de potassium.
Un litre d'eau.

C'est-à-dire la solution au 1/4000.

Ou bien :

0,50 centigrammes d'iode ;
1 gramme d'iodure de potassium ;
Un litre d'eau.

C'est-à-dire la solution au 1/2000.

Ou bien encore :

1 gramme d'iode.
2 grammes d'iodure de potassium.
Un litre d'eau.

C'est-à-dire la solution au 1/1000.

Il en fait prendre au malade trois, quatre, ou cinq grandes cuillerées toutes les deux heures ; et si c'est un enfant deux cuillerées seulement.

Le degré de la dilution et le nombre de cuillerées à prendre à l'intérieur varieront suivant l'indication fournie par la gravité de la maladie.

« Pour injections sous cutanées, dit Chipault, on aura « recours aux mêmes solutions : on pourra aller beaucoup « plus loin, au 1/500, par exemple, au 1/250, et si l'on « voulait faire des injections très énergiques, utiliser les « solutions au 1/100 et au 1/50 sans que les tissus en « soient altérés.

« La solution d'iode en nature pourra être remplacée « par la teinture d'iode qui, à la campagne surtout, est « d'un emploi plus facile ; et alors pour boissons on don- « nerait ainsi 3, 6, 9 ou 12 grammes de teinture d'iode « pour 500 grammes, 100 grammes, et même 50 gram- « mes d'eau, qu'on ferait prendre par cuillerées à bouche « comme les solutions d'iode métallique. »

Comme pour les solutions d'iode en nature, on aura soin de joindre à ces mélanges une quantité suffisante d'iodure de potassium pour avoir un liquide limpide.

L'iode en effet est très peu soluble dans l'eau pure mais il devient soluble dans la solution d'iodure de potassium.

Ce praticien fait les injections avec la seringue de Pravaz au pourtour du foyer d'infection de manière à le circonscrire, il en fait de quatre à dix et plus, matin et soir (deux ou trois seulement à un enfant) avec la seringue pleine ; il fait aussi des piqûres disséminées en plus ou moins grand nombre sur la surface de l'œdème. L'injection doit être poussée lentement dans le tissu cellulaire afin d'atténuer la douleur le plus possible.

On peut résumer cette méthode de la façon suivante :

1° Toucher la cause, neutraliser la virulence par la médication iodée (injections iodées et iode à l'intérieur) ;

2° Seconder l'action anti-virulente en combattant les *effets* de la virulence par les stimulants, l'acétate d'ammoniaque de préférence (Guipon de Laon dit qu'on doit le donner à doses élevées 50 grammes dans les vingt-quatre heures) ; mais, dit Chipault, il n'agit que sur les *effets* de la virulence, l'iode seul la neutralise ;

3° Aider la médication interne par un pansement local antiseptique, c'est-à-dire appliquer fréquemment des compresses imbibées des solutions employées en injections, ou dans les cas graves badigeonner matin et soir, pendant un ou deux jours la région malade avec la teinture d'iode pure.

4° Réparer les forces par les toniques quand la virulence est enrayée.

Dans les cas d'œdème malin l'expérience a montré à Chipault (voir sa IV<sup>e</sup> observation) qu'on doit employer immédiatement en injections les solutions au 1/250, au 1/100 et même au 1/50.

Il recommande de continuer les boissons antiseptiques pendant cinq ou six jours, d'employer enfin, comme moyen adjuvant, les fumigations d'iode dans la chambre du malade, et dans les cas de fatigue de l'estomac, les lavements au 1/1000 et au 1/500.

Ce traitement, croit-il, produira toujours l'amélioration en deux ou trois jours.

Quant à moi, si dans le cours du traitement d'une pustule maligne, je constatais la fatigue de l'estomac, au lieu de recourir à l'absorption peu énergique du gros intestin, je croirais plus prudent de pratiquer des injections hypodermiques avec la solution forte au 1/1000 d'iode en nature ou au 1/100 de teinture d'iode dans des points quelconques de la surface cutanée saine. Je les ferais nombreuses chaque fois et je les répéterais aussi fréquemment que possible ; par ce moyen l'iode serait absorbé plus sûrement en nature, tandis que par la voie stomacale elle-même il est très probablement absorbé sous forme d'iodure, et alors moins actif (voir la lettre de Davaine à Stanis Cezard, dans l'observation publiée par ce dernier). Peut-être même ce procédé d'introduction de l'iode dans l'organisme, qui n'a point été expérimenté, serait-il le meilleur dans tous les cas, et devrait-il au moins être essayé.

Je regrette encore qu'aucun praticien n'ait essayé l'emploi du sublimé corrosif, dans le traitement local de la pustule maligne. Il est infiniment plus stable que l'iode (dans une observation de Chipault on a fait l'analyse de l'urine, et on a retrouvé l'iode non pas en nature mais sous forme d'iodure) il est en outre à peu près aussi antivirulent que celui-ci. Peut-être que les phénomènes hydrargyriques qu'il eût produits eussent été plus que compensés par un effet plus prompt et plus énergique

Chipault donne les raisons suivantes de la préférence qu'il accorde au traitement antiseptique sur les vieux procédés.

D'abord il s'attaque à la virulence.

Il procure une guérison plus rapide.

Enfin par ce traitement, la cicatrice résultant de l'eschare produite par le charbon lui-même sera, dit-il, peu étendue et ses conséquences moins fâcheuses, puisqu'au sphacèle déterminé par le mal ne viendra pas s'ajouter le sphacèle des caustiques. Ceci était vrai pour les anciens procédés; mais le nouveau procédé du professeur Verneuil non-seulement ne laisse pas plus de traces que les injections, comme nous le verrons, mais encore est dans quelques cas le seul moyen capable de limiter autant qu'on peut l'espérer, l'extension du sphacèle charbonneux.

Après tout ce que je viens de dire on serait peut-être porté à croire que les injections antiseptiques n'ont donné que des succès, et que leur infaillibilité dût être admise par tout le monde sans conteste ; il faut cependant faire des réserves. L'art vétérinaire s'en est emparé, et Chipault dit : « les injections iodées ont été employées avec succès par plusieurs vétérinaires » ; mais d'un autre côté je lis le passage suivant dans la thèse de René Raimbert (avril 1880) : « je ne parlerai pas des tentatives faites sur les animaux et dont les résultats ont fait dire à M. Toussaint qu'il n'y a pas à l'heure actuelle un seul exemple bien avéré de charbon guéri par les injections. M. Bert (*Soc. biol.* 1879) faisant des inoculations a même vu succomber d'abord les animaux traités par l'acide phénique. » Les deux insuccès de Raimbert, malgré les défauts du traitement auxquels j'ai tâché de les rattacher, se joignent encore à ces considérations pour nous mettre en garde contre l'enthousiasme de MM. Davaine et Chipault. Et voilà pourquoi avec M. Verneuil, nous croyons bien plus sûr pour la conscience du médecin et pour l'intérêt du malade de réunir à la méthode antivirulente le bénéfice des cautérisations ignées, surtout quand celles-ci par le procédé opératoire employé doivent être absolument exemptes d'inconvénients.

Peut-être cependant n'est-il pas impossible d'expliquer pourquoi les injections sous-cutanées des solutions antiseptiques ont produit de moins bons résultats chez les animaux que chez l'homme. Nous savons que ce dernier est sur la limite des animaux réfractaires au charbon, et de ceux qui sont aptes à l'acquérir ; nous savons en outre que chez beaucoup d'animaux réfractaires, le chien par exemple, l'inoculation du virus charbonneux est souvent suivie d'accidents locaux, mais que la bactéridie s'arrêtant dans les ganglions lymphatiques et ne pouvant les franchir pour envahir le sang (Toussaint), la maladie se termine toujours par la guérison spontanée. Chez les animaux facilement aptes à acquérir le charbon, l'obstacle à l'envahissement du sang, qu'opposent les ganglions lymphatiques étant très vite franchi, les injections sous-cutanées n'ont pas le temps de détruire localement les bactéridies avant qu'elles aient pénétré dans le sang ; or, comme alors aucun agent, dit M. Toussaint, n'est capable d'arrêter leur évolution, on comprendrait leur inefficacité. Chez l'homme il n'en est pas ainsi, l'obstacle aux progrès de la bactéridie apporté par les ganglions étant plus réel, la diffusion de l'agent antivirulent a plus de temps pour se faire localement et pour détruire la bactéridie avant sa pénétration dans la circulation sanguine.

Mais quel est donc ce nouveau procédé, le procédé mixte de M. Verneuil, comme on l'a encore appelé ? Je le trouve tout entier exposé dans la communication que notre savant professeur a lue à la séance de l'Académie de médecine du 8 février 1881. C'est une combinaison dans laquelle il a fait entrer simultanément tous les moyens ayant fait jusqu'ici preuve incontestable d'efficacité dans le traitement de la pustule maligne.

Il existe, dit-il, dans toute pustule maligne ayant plus de trente ou quarante heures de durée, trois zônes bien connues des pathologistes :

1° L'eschare entourée de son aréole vésiculaire ;

2° La zône indurée la débordant généralement de quelques centimètres, zône plus ou moins large et épaisse, où le tégument et le tissu cellulaire sous-cutané semblent manifestement enflammés.

3° Une dernière zône, d'étendue illimitée, consistant en un œdème, avec ou sans rougeur, avec ou sans sensibilité au toucher.

M. Verneuil applique un traitement spécial à chacune de ces régions. Il fait l'extirpation de la partie mortifiée avec le thermo-cautère chauffé seulement au rouge sombre pour éviter plus sûrement l'hémorrhagie, comme il ferait avec un bistouri.

Il fait dans la région indurée (zône suspecte et menacée de gangrène, comme il dit) une véritable ignipuncture avec le même instrument, de façon à produire une révulsion énergique; les pointes de feu sont distantes entre elles de douze à quinze millimètres et pénètrent à huit millimètres de profondeur.

Enfin, dans la zône d'œdème il fait, selon son expression, la désinfection interstitielle au moyen des injections hypodermiques d'une solution iodée. Celles-ci sont espacées de cinq en cinq centimètres et disposées en quinconce sur la surface œdématiée. Il injecte dix gouttes de la solution pour chaque piqûre. Le liquide antiseptique doit être porté jusqu'aux plus profondes limites de l'œdème.

Il est bon, croit-il, d'appliquer par dessus le tout un pansement phéniqué, et de faire prendre à l'intérieur de deux à quatre gouttes de teinture d'iode toutes les deux heures dans une potion, ou dans un peu d'eau sucrée; sans préjudice, bien entendu, des autres médicaments jugés nécessaires, tels que, par exemple, l'acétate d'ammoniaque sur lequel je n'ai pas à revenir.

Cherchant surtout à rendre son procédé accessible à tous les praticiens, la solution dont il se sert pour les injections est une solution de *teinture d'iode* au 200e, ou au 100e dans les cas graves.

Pour résumer en quelques mots, je reproduis les paroles par lesquelles M. Verneuil a terminé sa communication :

« 1° Pour la pustule maligne elle-même, destruction « radicale avec le thermo-cautère manié comme le bistouri ;

« 2° Pour la zône d'induration, révulsion énergique et « profonde avec les pointes de feu ;

« 3° Pour la zône œdémateuse, injections hypodermiques « de teinture d'iode diluée au 200e ;

« 4° Pour l'intoxication réalisée ou à craindre, usage « interne de la teinture d'iode. »

Il vaut mieux, quand la pustule maligne siège dans une région délicate, comme la paupière, où les différents temps demandent à être exécutés avec beaucoup de précaution, endormir le malade pour opérer avec plus de précision ; mais dans les cas ordinaires cette pratique n'est pas indispensable. On sera vraiment surpris, au fur et à mesure que l'œdème disparaîtra, de voir l'étendue de la solution de continuité résultant de l'ablation de l'eschare diminuer d'autant, et arriver à des proportions relativement minimes. Quant aux pointes de feu, les traces en seront à peine visibles. L'idée de ces pointes de feu, sans conséquences fâcheuses, pour remplacer le procédé beaucoup plus destructeur de Denonvillers, Raimbert l'a déjà eue et appliquée à la région de l'œdème, comme je l'ai dit plus haut, mais alors on ne connaissait pas les injections hypodermiques des liquides antiseptiques.

Ce traitement qui quintessencie, pour ainsi dire, tous les précédents pour ne leur prendre que ce qu'ils ont de vraiment utile, n'étant pas une méthode, à proprement parler, nouvelle, n'aurait pas besoin à la rigueur d'être expérimenté. On comprend donc peu les paroles suivantes prononcées par M. Gosselin dans la même séance de l'Académie (*Bull. d'Acad. de méd.* 2ᵉ série, t. X, p. 191) : « Ce que je voudrais surtout pour démontrer la supériorité de la méthode de M. Verneuil, c'est que le diagnostic fût indiscutable. » Et pour le confirmer il exige non-seulement la constatation des bactéridies au microscope, mais encore l'inoculation au lapin ou au cochon d'Inde.

J'ajouterai pour les praticiens prudents qui craindraient de l'appliquer à faux, que ce procédé ne pouvant avoir aucun inconvénient, comme M. Verneuil l'a démontré dans sa réponse à M. Gosselin, peu importerait en somme qu'il fût appliqué dans quelques cas bien rares de fausses pustules malignes. Les injections sous-cutanées de la solution iodée n'auraient aucun inconvénient ; les pointes de feu dans les tissus œdématiés seraient tout aussi innocentes et ne laisseraient que de bien faibles traces. Quant à l'extirpation de l'eschare, l'élimination spontanée arriverait au même résultat, et n'amènerait ni une moins grande perte de substance, ni une difformité moins considérable.

Il y a, ajoute M. Gosselin, beaucoup de fausses pustules malignes, et ce n'est pas, croit-il, avec les signes physiques et fonctionnels décrits par nos classiques, depuis Enaux et Chaussier, que nous pouvons établir un diagnostic certain. C'est seulement en raison de cette symptomatologie, peut-être non complètement élucidée de la pustule maligne, que je me joindrai à M. Gosselin pour prier M. Verneuil et les autres praticiens d'avoir recours à l'inoculation, dans un but utile à la science, pour tous les cas qui se présenteront à leur observation.

Pour les pustules malignes tout-à-fait à leur début, sans induration ni œdème, c'est-à-dire à la première période de M. Davaine, on se contentera de détruire ce foyer virulent par un moyen quelconque.

Quant à l'œdème malin, il serait plus prudent de ne pas attendre la mortification ; et, même à la paupière, il faudrait pratiquer la cautérisation ponctuée profonde dans les parties tuméfiées, sans négliger, bien entendu, les injections hypodermiques d'iode en solution. Cette affection est si grave, et d'un autre côté les pointes de feu laissent si peu de traces, qu'il semble qu'on ne doive pas hésiter.

Si on n'avait pas de thermo-cautère à sa disposition, on pourrait détruire sur place l'eschare de la pustule maligne au moyen de la cautérisation ; on ferait les pointes de feu avec le cautère conique, ou même une simple tige métallique. Je ne terminerai point sans dire un mot d'un élément essentiel au point de vue du pronostic. Je veux parler de l'état constitutionnel (diabète, alcoolisme, etc.), dont il n'est point question dans les livres. Pour mieux faire saisir cette relation, je citerai simplement l'exemple suivant. M. Verneuil ayant à traiter à Lariboisière un garçon boucher, vigoureux, atteint de pustule maligne à l'avant-bras encore fort limitée, fit immédiatement une cautérisation énergique. Rapidement, il vit se développer une lymphangite gangréneuse de tout le bras. Le malade succomba dans un accès de *delirium tremens* ; il était encore plus alcoolique que vigoureux, et mourut en alcoolique. Il vaudrait probablement mieux dans ces cas ne rechercher que la désinfection interstitielle au moyen des injections hypodermiques. Il faudrait bien se garder de confondre cette complication avec la gangrène qui survient quelquefois dans la pustule maligne ordinaire, et qui a été mentionnée par tous les auteurs classiques.

Quelques praticiens ont employé la teinture d'iode pure en injections, mais c'est à tort selon nous. Je cite, il est vrai, deux observations où on a obtenu la guérison, sans que cette substance introduite dans le tissu cellulaire ait eu de graves inconvénients ; toutefois, j'en cite une autre où le malade a succombé, c'est la troisième, par la continuation de l'affection charbonneuse.

Cette pratique est mauvaise, en ce que la teinture d'iode coagulant les substances protéiques, le premier effet des injections ainsi faites est d'opposer une vraie barrière à la diffusion de l'agent antivirulent dans le liquide de l'œdème. Les bactéridies qu'il contient ne sont donc pas atteintes, et l'insuccès de M. *Richelot* doit être attribué à ce vice dans le traitement ; il ne prouve rien contre les injections iodées.

Je dois cette observation à l'obligeance de M. le Dr Duplouy, professeur de clinique chirurgicale à l'école de médecine de Rochefort.

### Observation I

Pustule maligne, cautérisation par la pâte de Vienne et injections de teinture d'iode pure sur le trajet des lymphatiques correspondant au point envahi. Guérison rapide.

Le 13 mars 1881, Mme X..., sœur de Saint-Vincent-de-Paul,

employée à l'hôpital civil de Rochefort, se présente à mon examen, atteinte d'une pustule maligne d'un centimètre de diamètre, siégeant sur la face dorsale de la première phalange de l'index droit ; la présence d'une escharre noirâtre entourée d'une zône vésiculeuse livide et de tissus légèrement indurés, ne permettent pas de douter de la nature de l'affection qui a marché avec une extrême rapidité, car elle ne date pas de plus de quinze heures ; de la base de l'index part un sillon livide qui suit le trajet des lymphatiques et de la veine céphalique et s'élève jusqu'au tiers inférieur de l'avant-bras. La veille, sœur Sophie, qui est affectée à la visite des malades à domicile, est allée dans un quartier infect occupé par des marchands de peaux et de chiffons, et sans se rappeler bien exactement qu'elle ait été piquée ni qu'elle ait subi le contact de substances suspectes, elle a rapidement éprouvé un prurit intense qui n'a fait que s'accroître pendant la nuit, au point de la priver de tout sommeil, pour se transformer aux approches du matin en une sensation de douleur insupportable irradiée vers le poignet et l'avant-bras.

Je pratique immédiatement la cautérisation de la pustule à l'aide du caustique de Vienne généreusement appliqué dans une épaisseur de 3 à 4 millimètres en ayant soin de déborder de 3 millimètres le pourtour de l'aréole vésiculeuse, puis à l'aide d'une seringue de Pravaz je fais de cinq centimètres en cinq centimètres des injections de teinture d'iode pure à la dose de six gouttes jusqu'à la limite supérieure de la traînée livide de l'avant-bras. J'avais en vue d'utiliser à la fois les propriétés antiseptiques des injections iodées que les discussions récentes ont mises en relief dans le traitement de la pustule maligne et l'inflammation que ne pouvaient guère manquer de produire, à mon sens, les injections pures, afin d'opposer ainsi une sorte de barrière à l'absorption des produits septiques ; toutefois, ne voulant pas dépasser le but au point de vue de l'inflammation, j'eus soin d'appliquer le pansement de Lister en le rendant *humectant* par l'adjonction d'un morceau de gaz imprégné de décoction de saponaire phéniquée ; tout se passa sans le moindre accident, la douleur extrêmement vive qu'avaient provoquée les injections s'apaisa en quelques heures, et dès le lendemain, à la levée de l'appareil, il n'existait plus trace de traînée livide ; l'escharre était sèche, ligneuse, déprimée, bordée à son pourtour de quelques vésicules pleines de sérosité claire dues évidemment au soulèvement de l'épiderme par l'action du caustique ; car l'examen au microscope ne fit point voir trace de bactéries dans la sérosité. Le 18 mars, l'eschare n'était pas encore détachée, mais il ne s'était produit aucune inflammation au niveau des points d'injection, la main et le doigt étaient absolument naturel et je pus autoriser sœur Sophie à reprendre ses occupations. Si donc l'injection de teinture d'iode pure a été absolument inoffensive, *a fortiori* peut-on compter sur l'innocuité des injections étendues dont l'efficacité, comme antiseptique *à distance*, me paraît incontestable.

### Observation II

Je dois cette observation à M. Alfred Cochot qui a bien voulu me la communiquer.

Pustule maligne.

Sibué Jean, aplatisseur de cornes, entré le 17 août 1880, salle Saint-Michel à l'hôpital Tenon, sorti le 26 août guéri.

Il y a huit jours, il a remarqué au niveau de la joue gauche une ulcération. Le malade voyant qu'il survient un gonflement considérable de cette moitié de la face, se décide à entrer à l'hôpital Tenon. Nous constatons une tuméfaction notable de la joue gauche accompagnée de rougeur de la même région ; de plus œdème des paupières. Au centre de cette tuméfaction, on voit une eschare noire de la largeur d'une pièce de 20 centimes. Autour de cette eschare un cercle de vésicules dont quelques-unes déjà rompues ont laissé écouler le liquide qu'elles contenaient. Sur la joue on voit plusieurs gouttes de ce liquide qui est jaune citron.

*État général.* — Bon jusqu'au jour de l'entrée à l'hôpital. Pas de diarrhée. Pas de vomissements. Pas de mal de tête.

M. Th. Anger, chirurgien de l'hôpital Tenon, confirme le diagnostic.

Le jour même sur le conseil de M. Th. Anger, nous injectons autour de la pustule à 1 centimètre et demi de la circonférence de celle-ci, et de manière à la circonscrire dans un cercle, de la teinture d'iode. Ces injections faites à six endroits différents, contenaient chacune trois gouttes de teinture d'iode. De plus, le malade prend à l'intérieur vingt gouttes d'iode dans un verre d'eau. Le soir, nous faisons au malade une injection hypodermique de 2 centigr. de chlorhydrate de pilocarpine. Cette injection produit une salivation et une transpiration très abondantes. Vin de quinquina.

18 *août*. — Le lendemain, fièvre le soir, 38°,7. Anorexie complète. Langue blanche. Somnolence. Sulfate de soude 40 gr. Augmentation de l'œdème de la face, continuation du traitement par la teinture d'iode.

19 *août*. — Les phénomènes généraux s'amendent un peu, le malade semble aller mieux. Teinture d'iode intus et extra.

20 *août*. — Idem.

21 *août*. — Suppression des injections de teinture d'iode, mais continuation de celle-ci à l'intérieur.

22 *août*. — Élimination de l'eschare, suppression à l'intérieur de la teinture d'iode.

23 *août*. — Bon état général, pouls normal.

24 *août*. — Les bourgeons charnus de la plaie sont très beaux.

26 *août*. — Sort guéri, avec une plaie à peu près cicatrisée.

## Observation III

### Pustule maligne. Mort.

Joly François, âgé de 30 ans, boucher, entré à l'Hôtel-Dieu le 23 août 1880, dans le service de M. Richelot, salle Saint-Landry, n° 4.

Dans la journée du 22 le malade vit apparaître sur la joue droite un bouton, qui le lendemain lorsque nous l'examinons présentait une vésicule contenant un liquide séreux.

La vésicule recouvre une plaque grisâtre ; à son pourtour elle est limitée par une zône rouge. Une infiltration blanche entoure les parties précédentes et se prolonge du côté du cou qu'elle envahit dans sa moitié supérieure.

L'état général ne présente rien à noter.

Cautérisation au fer rouge de la tuméfaction dans les zônes vésiculeuses et rouges. Injections *sous-cutanées* de teinture d'iode dans l'œdème blanc, dans toutes les parties qu'il occupe, pansement de Lister, rhum, extrait de quinquina. Le malade mange avec appétit, il passe une nuit calme.

24 *août.* — Au matin quelques envies de vomir, point de constriction épigastrique, point d'anxiété ; la journée se passe bien, le malade mange assez abondamment, vers le soir commence à se manifester une anxiété vive, le malade perd l'appétit, ses extrémités se cyanosent légèrement, la face prend une teinte plombée.

Le pouls jusqu'ici a 120 plein, fort, ne perd rien de sa fréquence, mais devient mou, dépressible.

L'œdème augmente d'une façon notable, à tel point, qu'il arrive en peu d'heures jusqu'à l'épigastre, se propageant surtout à droite, du côté de la tumeur, mais envahissant aussi le côté opposé.

Injections sous-cutanées de teinture, d'iode çà et là disséminées dans toute cette zône œdémateuse.

Inhalations fréquemment répétées d'oxygène et qui seront continuées jusqu'à la fin du mal.

25 *août.* — Insomnie pendant la nuit.

Zône violacée au-dessus de la clavicule, au point où ont été faites les premières injections de teinture d'iode. La teinte plombée de la face s'accuse de plus en plus. Les extrémités sont le siège d'une coloration violacée très intense. L'anxiété est assez vive. Point de gêne dans la respiration laryngée malgré l'œdème considérable du cou.

Deux vomissements bilieux.

Pouls mou, fréquent, très dépressible, température périphérique 38°,5.

Mort à 2 heures avec accentuation croissante des phénomènes précédents.

*Autopsie.* — Putréfaction complète du cadavre après 24 heures.

Sang noir, fluide, poisseux.

Poumons congestionnés.

Bronches remplies d'un liquide *spumeux* sanguinolent, qui imbibe fortement la muqueuse.

*Plèvres. Péricarde.* — Sérosité roussâtre.

Rate volumineuse, noire lie-de-vin, ramollie.

Foie, reins congestionnés.

*Cerveau.* — Vaisseaux gorgés de sang, ramolissement de la substance nerveuse.

*Larynx.* — Violacé, mais point d'œdème des replis aryépiglottiques ou des cordes vocales.

Infiltration séro-fibrineuse dans la zône œdémateuse Au point où ont été faites les injections de teinture d'iode le premier jour, infiltration du pus commençante du tissu cellulaire.

*Température.* — Chaque fois elle a été prise dans le rectum.

| | |
|---|---|
| avant l'opération | 40° |
| après l'opération à 2 heures | 40°,2 |
| à 6 heures | 39°,5 |
| le 24 au matin | 39°,4 |
| — soir à 4 heures | 40°,3 |
| — — à 8 — | 40° |
| — — à 10 — | 40° |
| le 25 à 0 heures du matin | 40° |
| température périphérique | 38°,5 |
| — à 12 heures ou 2 heures avant sa mort | 40° |

Il arrive quelquefois que l'œdème, quand il est très développé au cou, peut amener l'asphyxie ; mais ce ne fut point le cas ici. Ce qui prouve bien ce que j'avançais plus haut, que la non efficacité du traitement doit surtout être attribuée à l'obstacle apporté à la diffusion de l'agent antivirulent, c'est qu'au niveau des premières injections de teinture d'iode on a observé à l'autopsie une infiltration de pus commençante. Or, on sait que la présence du pus dans les parties atteintes par le charbon, est un indice de leur retour à leurs fonctions normales; tous les praticiens considèrent, en effet, comme un fort bon signe la constatation du pus sous l'eschare après une cautérisation.

### Observation IV

**Pustule maligne. — Cautérisation au fer rouge. — Fièvre. — Lymphangite. — Injection d'eau phéniquée au 1/50 dans le tissu cellulaire. — Guérison.**

T... Nicolas, âgé de 20 ans, tanneur entre le 17 mai 1879, hôpital de la Pitié, salle Saint-Louis, n° 72, pour une pustule de la région sus-hyoïdienne datant de la veille. Déjà il présentait une petite vésicule avec un œdème périphérique énorme, s'étendant depuis le menton jusqu'au sternum et latéralement jusqu'aux régions sus-claviculaires. L'examen pratiqué immédiatement démontre l'absence de bactéridies; le liquide de la phlyctène en contient au contraire en abondance. M. Weiss interne du service pratique avec le thermo-cautère une large ablation de la phlyctène et cautérise énergiquement toute la zône périphérique en plongeant çà et là dans la région œdémateuse des pointes de feu. Ce garçon est du reste robuste, l'état général est excellent. La température prise immédiatement donne 38 degrés dans l'aisselle.

Le lendemain l'œdème est considérable dans toute la zône cautérisée; il y a bien çà et là quelques phlyctènes, mais toutes siègent au voisinage des pointes de feu et tiennent évidemment à l'action du fer rouge. L'œdème a envahi le menton et la partie précordiale du sternum. La température est à 38° le matin et 39°,5 le soir.

19 *mai*. — L'œdème a encore augmenté ; la température est plus élevée ; autour des eschares, il existe une légère coloration rosée, les ganglions sous-maxillaires et cervicaux latéraux sont gonflés, douloureux ; l'élévation de la température tient évidemment à l'existence de cette lymphangite. Il n'y a pas de bactéridies dans le sang ; l'état général n'est point mauvais. Il ne paraît point y avoir chez ce garçon d'état constitutionnel pouvant influencer la marche de l'affection. M. Verneuil pour combattre l'extension de l'œdème conseille de suivre la méthode de Raimbert de Châteaudun et d'injecter dans le tissu cellulaire une solution d'acide phénique au *cinquantième* et de circonscrire ainsi l'œdème.

Dès le soir même on fait dans le tissu cellulaire huit injections (huit fois le contenu de la seringue de Pravaz). Température à midi 40°. Le soir 40°,6.

20 *mai*. — Les injections ont déterminé une teinte rosée de toute la zône œdémateuse ; il y a dans toutes ces régions un érythème irritatif. L'œdème ne paraît pas avoir augmenté.

On fait dix injections le matin et dix le soir.

21. — L'érythème est très marqué, on cesse les injections, l'œdème paraît diminuer. L'urine n'a pris aucune coloration. Temp. le matin 37°,8, à midi 38,3, le soir 28,°6. L'état général est excellent.

22. — L'œdème diminue rapidement. T. 37°,6 ; 37°,2. La guérison est complète le 25. Il reste l'eschare centrale qui va se détacher et les petites eschares périphériques. L'œdème a disparu et le malade sort le 30.

## Observation V

M. le Dr Paul Leconte a envoyé l'observation suivante à M. le professeur Verneuil, après la guérison du malade.

### Pustule maligne. Guérison.

Le Roy, ouvrier tanneur au village de Misdual, à Landivisiau, se plaint dans la nuit du samedi au dimanche 22 novembre, de vives demangeaisons à la partie supéro-externe de l'avant-bras et s'aperçoit à son réveil d'une pustule noirâtre ombiliquée avec gonflement déjà considérable de l'avant-bras, gonflement descendant jusqu'au poignet et occupant l'articulation du coude en entier.

J'examine la pustule et voici ce que je constate :

Pustule centrale noirâtre ombiliquée à son centre, entourée d'un cercle livide de la largeur d'une pièce de 1 franc et de trois à quatre petites vésicules visibles seulement à la loupe.

Le gonflement du bras est considérable, surtout à la région externe, et la peau a pris l'aspect d'une peau d'orange luisante.

Mal de tête violent, pouls petit, pressé à 110 pulsations.

J'enlève la pustule avec le bistouri et j'éteins à deux reprises une olive moyenne qui me donne une eschare d'un tiers ou même du double plus large que la pustule primitive.

Emétique. Pansement avec acide phénique, intus et extra.

Café noir.

23 *novembre.* — La journée du lundi est mauvaise. La coloration livide s'étend du lundi au mardi jusqu'à dépasser la largeur d'un écu de six livres.

24 *novembre.* — J'appelle mes deux confrères, Cocagne et Martin, auxquels je fais voir la pustule maligne et qui, comme moi, reconnaissent les caractères classiques de la pustule maligne.

L'un de ces messieurs, proposant l'amputation du membre, en raison non-seulement de la marche envahissante de la partie gangrénée, mais aussi du gonflement œdémateux qui avait pris l'avant-bras, la partie inférieure du bras et la totalité de la main, j'eus l'heureuse idée de remettre au lendemain mercredi et de vous adresser par l'in-l'intermédiaire de M. Gauchers, votre interne, la dépêche à laquelle vous voulûtes bien répondre aussitôt (1).

1. Voici la réponse que M. Verneuil a envoyée par le télégraphe :

« Verneuil opposé à amputation, conseille faire autour de pustule cautérisations ponctuées profondes au fer rouge, et dans zône œdématiée injections sous-cutanées de cinq en cinq centimètres avec solution teinture d'iode à un pour cent. »

25 *novembre.* — Suivant donc votre conseil et en présence de l'insuccès du traitement institué le dimanche, le lundi et le mardi, je cautérisai le mercredi, à cinq heures, à deux centimètres et sur une étendue telle que le diamètre de la cicatrice a encore aujourd'hui onze centimètres. Puis je fis faire, suivant votre indication, de quatre centimètres en quatre centimètres des injections iodées au 1/200e et cela trois fois par jour.

26 *novembre.* — La nuit fut un peu agitée, mais le lendemain jeudi malgré la plaie profonde que j'avais dû pratiquer et la zône inflammatoire, le pouls tombait à 90°, les vomissements s'arrêtaient et le malade entrait à partir de ce moment en pleine convalescence. J'avais néanmoins continué le pansement phéniqué de la pustule et de la peau, et continué, en raison d'un succès antérieur, l'acide phéniqué à l'intérieur.

J'ai continué ces injections pendant quinze à dix-sept jours.

La plaie a marché rapidement vers une bonne cicatrisation, l'appétit est revenu presque immédiatement et Le Roy a pu reprendre son métier de tanneur et gagner pour sa nombreuse famille les trente-cinq sols par jour dont se compose son salaire.

## Observation VI

La plus grande part de cette observation a été citée par M. Verneuil dans la séance du 8 février 1881 de l'Académie de médecine.

Pustule maligne de la paupière supérieure, extirpation au thermo-cautère, couronne de pointes de feu à la périphérie, injections iodées hypodermiques dans la région œdémateuse, teinture d'iode à l'intérieur. — Guérison.

F..., Auguste, mégissier, 16 ans, de constitution moyenne, mais jouissant d'une bonne santé habituelle, entre à la Pitié, salle Saint-Louis, n° 45, le 20 janvier 1881. Depuis huit jours environ il avait à la paupière supérieure du côté gauche un petit bouton sans caractère spécifique qu'il eut l'imprudence d'écorcher avec ses ongles, le 16. Aussitôt survient du gonflement avec prurit et bientôt se montre une tache noire caractéristique. A l'entrée, on constate une tuméfaction considérable de toute la moitié gauche du visage, s'étendant même à l'oreille, au cuir chevelu, aux régions sus-hyoïdienne et latérale du cou. La peau est rose, sans altération de structure; la paupière supérieure, très gonflée, se présente sous la forme d'un gros bourrelet d'un gris noirâtre, ce qui indique la gangrène confirmée. La mortification, naturellement limitée en bas par le bord libre de l'organe, est circonscrite en haut et en dehors par le sourcil; en dedans, par une ligne répondant à l'artère angulaire. La paupière inférieure est dure près du petit angle de l'œil et simplement œdématiée dans le reste de son étendue. Autour de l'eschare existe une zone saillante, indurée, d'un rouge vif, large au moins d'un travers de doigt; à la limite de l'eschare et de l'induration se voit une couronne de vésicules caractéristiques interrompue de distance en distance, formant une petite zone particulière de 3 à 4 millimètres de largeur. A la région malaire, une large phlyctène distendue par un gramme environ de sérosité citrine. L'état général est sérieux; le thermomètre marque 39, le pouls dur et fréquent est à 120. La réaction fébrile est intense, soif, inappétence, nausées, constipation absolue, agitation alternant avec la somnolence pendant la nuit, délire persistant. L'entrée ayant eu lieu le soir, l'interne de service se contenta d'appliquer sur le visage des compresses imbibées d'eau phéniquée.

Le lendemain matin, 21 janvier, je constatai à mon tour les détails énoncés plus haut, et remarquai particulièrement l'état de prostration profonde.

Comme il n'y avait pas le moindre doute à éprouver sur le diagnostic, je fis transporter le petit malade à l'amphithéâtre et, après avoir administré le chloroforme, qui fut très aisément supporté, je procédai de la manière suivante : tout d'abord, je fis recueillir par M. Nepveu un fragment de l'eschare dont moitié dut être remise au laboratoire de M. Pasteur, puis la sérosité de la phlyctène de la région malaire, enfin la sérosité prise dans les vésicules voisines de l'eschare et jusqu'à du sang mêlé de sérosité obtenu par une piqûre pratiquée dans la zone indurée.

Ces précautions prises pour compléter scientifiquement l'observation, je commençai d'abord à circonscrire l'eschare à sa phériphérie avec la pointe du thermo-cautère. Je traçai mon sillon immédiatement en dehors de la couronne vésiculaire, c'est-à-dire aux limites du mort et du vif et sans empiéter sur ce dernier ; grâce à la région choisie et à la lenteur relative avec laquelle je procédai, il ne s'écoula pas une seule goutte de sang. L'incision périphérique ainsi faite, réfléchissant que dans l'immense majorité des cas la pustule maligne ne détruit que le tégument palpébral et respecte le tarse et la charpente fibreuse de la paupière, je résolus de limiter aussi ma destruction ; en conséquence, soulevant le bord détaché de l'eschare avec la pointe d'un ténaculum, je dédoublai la paupière, n'enlevant exactement que la peau et le tissu cellulaire sous-cutané, en un mot, l'eschare épaisse d'un centimètre en moyenne. Arrivé au bord libre, je respectai même toute la ligne des cils. Cette extirpation ne donna pas plus de sang que l'incision circonférentielle ; elle dura environ trois à quatre minutes et fut, je ne saurais trop le dire, *d'une facilité et d'une régularité extraordinaires*. La chose n'eût certainement pas été plus simple sur le cadavre.

Je fis ensuite, à un travers de doigt de la plaie, une série de pointes de feu distantes entre elles de 12 à 15 millimètres, pénétrant à 8 millimètres de profondeur, pratiquées à l'aide du thermo-cautère faiblement chauffé ; ces ponctions n'amenèrent pas une goutte de sang.

Enfin, armé de la seringue de Pravaz chargée d'un liquide ainsi composé : eau, 200 grammes ; teinture d'iode, 1 gramme, je fis dans tous les points envahis par l'œdème et de cinq en cinq centimètres, une série de piqûres disposées en quinconce, pénétrant jusqu'aux limites profondes de l'œdème et déposant dans l'interstice des tissus, dix gouttes de la solution par chaque piqûre.

Pour tout pansement, une compresse de mousseline pliée en plusieurs doubles et imbibée d'une solution phéniquée au 40e.

L'opération avait duré en tout un quart d'heure à peine et je l'avais à dessein conduite, avec lenteur, pour n'avoir aucun écoulement sanguin.

Mes internes eurent mission de renouveler dans la soirée, et dans la journée au besoin, les injections hypodermiques, au cas où l'œdème périphérique ferait des progrès. Le soir, par prudence, trois piqûres nouvelles furent faites le long du bord de la mâchoire, mais ce fut tout.

Comme traitement médical, on administra, outre la potion de Todd, un julep dont chaque cuillerée contenait trois gouttes de teinture d'iode; il en fut pris douze cuillerées jusqu'au lendemain matin.

L'effet de cette thérapeutique fut décisif. La fièvre, qui le matin était forte (le thermomètre marquait 39 degrés et le pouls était à 120), la fièvre, dis-je, avait déjà diminué le soir ; le thermomètre était à 38°,6, l'état général s'était également amélioré, quelques aliments avaient été pris et bien tolérés, la somnolence était bien moindre. Le lendemain matin, le calme est complet après une nuit fort tranquille, la température est à 38 degrés, le pouls moins fort et moins fréquent, l'œdème périphérique a déjà diminué. Dans la zone comprise entre la plaie cautérisée et la ligne des pointes de feu, la peau a repris presque complètement ses caractères normaux. Nulles traces d'envahissement du sphacèle, pas la moindre vésicule, et l'induration elle-même semble à peu près dissipée.

*Le* 23. — Apyrexie complète, retour de l'appétit et de la gaieté; nulle douleur quelconque; l'œdème n'existe plus que vers le cou et l'oreille. Les alentours de la plaie sont tout à fait sains, sur les petites ponctions du thermo-cautère existe une croûte noire et la paupière est recouverte d'une eschare mince, sèche et superficielle.

A partir de ce moment, le succès n'est plus douteux. Jamais jusqu'à ce jour je n'avais arrêté aussi vite une pustule maligne arrivée à la période des accidents généraux.

L'examen histologique de l'eschare a été fait dans le laboratoire de M. Pasteur et dans le nôtre par M. Nepveu. On y a trouvé des bactéridies en certaine quantité, mais ces éléments faisaient défaut dans la sérosité de la phlyctène, dans le liquide séro-sanguin de la zône indurée et *a fortiori* dans le sang.

*Le* 9 *février*. — Le lendemain de la communication de M. Verneuil, nous constatons à la paupière supérieure gauche l'eschare très mince produite par le thermo-cautère, et déjà à demi détachée par l'élimination spontanée : la vue est, comme c'était prévu, absolument intacte, à la grande joie du sujet.

*Le* 10 *février*. — L'eschare tombe.

*Le* 12. — La plaie est couverte de bourgeons charnus rosés de bel aspect.

*Le* 15. — Les progrès de la cicatrisation continuent.

*Le* 17. — Exeat sur sa demande pour reprendre son travail.

*Le* 26 *février*. — Il revient dans la salle, comme M. Verneuil le lui avait recommandé à sa sortie. Nous constatons que l'ectropion qu'on redoutait est pour ainsi dire nul : et même quelques cils ont été arrachés parce qu'ils entraient dans l'œil et causaient de la conjonctivite. Il est très probable qu'on ne sera obligé de faire aucune opération sur la paupière.

Dans les premiers jours de mars, il revint à l'hôpital et nous remarquons que le seul inconvénient qui reste est une difficulté de contracter la moitié supérieure de l'orbiculaire à cause de la rigidité de la légère couche de tissu inodulaire qui recouvre la paupière supérieure; le sujet rapproche les paupières surtout par la contraction de la moitié inférieure de l'orbiculaire, mais sans *effort*.

Dans aucune des observations de M. Chipault, où les injections sous-cutanées de la solution iodée et la médication iodée à l'intérieur furent exclusivement employées ; dans aucune, dis-je, on ne remarque une amélioration aussi prompte que dans ces deux dernières où fut employé le procédé de M. Verneuil. Elle fut pour ainsi dire instantanée, et le bon résultat que produisit ce traitement n'est diminué par aucune conséquence fâcheuse de celui-ci.

## CONCLUSION

En résumé la cautérisation au bichlorure de mercure est un bon moyen ayant donné souvent des succès remarquables, mais il est relativement lent, et laisse une perte de substance considérable. Les grandes cautérisations ont une efficacité réelle même dans les cas désespérés, leur action est plus prompte que celle du sublimé, mais les pertes de substance qu'elles déterminent sont vraiment énormes et doivent les faire rejeter. Les injections hypodermiques d'iode sont au moins aussi efficaces, et réussiront à peu près sûrement dans tous les cas (V. l'observation du docteur Leconte, où l'amputation fut proposée), si on y joint l'action de l'iode prise à l'intérieur et surtout celle du thermocautère. Il n'est jamais trop tard pour avoir recours à ce dernier traitement ; à toutes les périodes de la maladie, il peut la guérir. Grâce donc aux progrès de la thérapeutique de la pustule maligne, cette affection presque toujours mortelle, quand elle est abandonnée à elle-même peut aujourd'hui être guérie sans mutilation réelle par l'intervention de l'art.



Imprimerie A. DERENNE, Mayenne. — Paris, boul. Saint-Michel, 52

Imp. A. DERENNE, Mayenne. — Paris, boulev. Saint-Michel, 52.

www.ingramcontent.com/pod-product-compliance
Ingram Content Group UK Ltd.
Pitfield, Milton Keynes, MK11 3LW, UK
UKHW012104240726
13965UKWH00004B/1529